BEI GRIN MACHT SICH IHR
WISSEN BEZAHLT

- Wir veröffentlichen Ihre Hausarbeit,
  Bachelor- und Masterarbeit

- Ihr eigenes eBook und Buch -
  weltweit in allen wichtigen Shops

- Verdienen Sie an jedem Verkauf

Jetzt bei www.GRIN.com hochladen
und kostenlos publizieren

GRIN

Pflegepädagogische Intervention zur Prävention und Therapie von Durchgangssyndrom und Delir auf einer operativen Intensivstation

Matthias Riesen

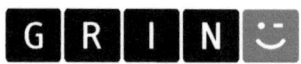

Bibliografische Information der Deutschen Nationalbibliothek:

Die Deutsche Nationalbibliothek verzeichnet diese Publikation in der Deutschen Nationalbibliografie; detaillierte bibliografische Daten sind im Internet über http://dnb.d-nb.de abrufbar.

ISBN: 9783346523570
Dieses Buch ist auch als E-Book erhältlich.

Druck und Bindung: Books on Demand GmbH, Norderstedt Germany
Gedruckt auf säurefreiem Papier aus verantwortungsvollen Quellen

Das vorliegende Werk wurde sorgfältig erarbeitet. Dennoch übernehmen Autoren und Verlag für die Richtigkeit von Angaben, Hinweisen, Links und Ratschlägen sowie eventuelle Druckfehler keine Haftung.

Das Buch bei GRIN: https://www.grin.com/document/1144055

Martin-Luther-Universität

Halle-Wittenberg

Medizinische Fakultät
Institut für Gesundheits- und Pflegewissenschaft

Vorlesungsreihe zur Berufspädagogik
WS 1999/2000

Belegarbeit im Fach Berufspädagogik

**„Die Relevanz der pflegepädagogischen Intervention
zur Prävention und Therapie von Patienten im Durchgangssyndrom
und Delir auf einer operativen Intensivstation"**

eingereicht von: Matthias Riesen

4. Semester Medizinpädagogik

Wolfsburg, den 30.09.2000

Inhaltsverzeichnis

Vorwort

Bei meiner siebenjährigen Pflegetätigkeit auf der operativen Intensivstation des Klinikums der Stadt Wolfsburg wurde ich mit vielen Phänomenen und Situationen konfrontiert, die meine Aufmerksamkeit erregten. Aber kaum ein Zustand hat mich nachhaltig so fasziniert, wie der von Patienten im Durchgangssyndrom. Die ersten Reaktionen waren von Angst und Unverständnis gekennzeichnet, weil diese Form des psychischen Zustandes außerhalb des Krankenhauses oder anderen Pflegeeinrichtungen kaum zu beobachten ist und daher eine völlig neue Erfahrung darstellte. Die rapide fortschreitende Verwandlung von scheinbar unauffälligen Patienten zu völlig unkooperativen, desorientierten Menschen mit allen daraus resultierenden Konsequenzen und Komplikationen hat mich dazu bewogen, mich diesem Thema zu widmen und einen Beitrag dafür zu leisten, das Verständnis für dieses Phänomen zu fördern und mögliche Wege aus dieser krisenhaften Situation aufzuzeigen.

1. Einleitung

In der folgenden Schrift soll der Frage nachgegangen werden, inwieweit pflegepädagogische Handlungen auf das Erleben und Verhalten von Patienten im Durchgangssyndrom oder Delir auf einer operativen Intensivstation Einfluss nehmen können. Falls dies der Fall ist, wird zu prüfen sein, ob diesem Einfluss auch ein präventiver Charakter obliegt. Dieses setzt voraus, dass grundsätzlich ein erzieherischer Anspruch der Krankenpflege gegenüber dem Patienten besteht. Auch dieser Frage soll nachgegangen werden.

Darüber hinaus soll eine Hilfe für all diejenigen gegeben werden, die mit der Pflege und Betreuung von akut deliranten Patienten im Intensivbereich beauftragt sind, um ein umfassenderes Verständnis für die Situation dieser Patienten zu erlangen. Dazu sollen Möglichkeiten aufgezeigt werden, den Umgang mit diesen Patienten, im Interesse der Kranken und auch im Interesse der Pflegenden, produktiver zu gestalten.

Es wird davon ausgegangen, dass bei der Entstehung des Durchgangssyndroms ein multifaktorieller Ursachenkomplex vorliegt. Da das Pflegepersonal intensivsten Kontakt zum Patienten hat, könnten sich Möglichkeiten ergeben, auf Ursachen direkt oder indirekt Einfluss zu nehmen. Es wird erwartet, dass gerade bei der Abwendung eines drohenden Durchgangssyndroms eine professionell durchgeführte pflegepädagogische Intervention von großer Bedeutung ist.

2. Gang der Untersuchung

Im Kapitel 4 werden zunächst die Begriffe Durchgangssyndrom und Delir voneinander abgegrenzt und definiert. Dazu ist es sinnvoll, Ursachen, Symptome und Therapiemaßnahmen aus dem medizinischen Wissenschaftsbereich heranzuziehen.

Kapitel 5 wird darlegen, wie der Patient seine Situation auf einer operativen Intensivstation wahrnimmt und Faktoren benennen, die sich positiv oder negativ auf die Psyche des Patienten auswirken.

Im Kapitel 6 wird die Pflegesituation von akut deliranten Patienten beschrieben, und es werden grundsätzliche Probleme im Umgang mit diesen Patienten aus pflegerischer Sicht erläutert.

Kapitel 7 hat herauszustellen, ob und inwieweit die Krankenpflege einen berechtigten erzieherischen Anspruch in Bezug auf den Patienten hat. Dazu wird nach Gemeinsamkeiten von Erziehung und Krankenpflege zu suchen sein sowie nach Potenzen, die eine Legitimation darstellen.

Die gewonnenen Erkenntnisse aus den vorangegangenen Kapiteln werden in Kapitel 8 Grundlage sein, um Möglichkeiten für das Pflegepersonal zu benennen, präventive und therapeutische Maßnahmen im Umgang mit Patienten anzuwenden, die sich direkt auf das Durchgangssyndrom beziehen.

Die Zusammenfassung der Ergebnisse, eine abschließende Wertung und ein Ausblick auf offene Fragen beschließen die Arbeit mit Kapitel 9.

3. Medizinische Aspekte des Durchgangssyndroms und Delir

3.1 Definition und Abgrenzung

Geprägt wurde der Begriff „Durchgangssyndrom" von dem deutschen Neuropsychiater Wieck in den 50er Jahren. Er bezeichnet bestimmte organische psychische Störungen mit akutem Verlauf und folgenden gemeinsamen Merkmalen (vgl. Hewer 1999: 30):

- Auftreten in Verbindung mit akuten körperlichen Grunderkrankungen
- Fehlen einer Bewusstseinstrübung
- Die prinzipiell gegebene Reversibilität der Symptomatik

Synonyme Begriffsverwendungen lauten „akuter, exogener Reaktionstyp" oder „Funktionspsychosen". In der Intensivmedizin hat sich jedoch im deutschsprachigen Raum der Terminus „Durchgangssyndrom" durchgesetzt. So wird auch im Folgenden diese Bezeichnung Verwendung finden. Als Abgrenzung zum Delir ist die Betrachtung des Bewusstseins von Bedeutung. Während das Delir mit dem Merkmal der Bewusstseinstrübung einhergeht, handelt es sich bei dem Durchgangssyndrom lediglich um eine Bewusstseinsstörung. Im alltäglichen Verständnis wird das Delir oft mit dem Missbrauch von Alkohol, Medikamenten oder Drogen in Verbindung gebracht. Es ist jedoch falsch anzunehmen, dass dies die einzigen Ursachen sind. Vielmehr kann eine Vielzahl von zerebralen und extrazerebralen Ursachen in Frage kommen.

Bei der Demenz handelt es sich um eine psychische Störung mit chronischem, irreversiblem und progressivem Verlauf. Als Oberbegriff für alle vorgenannten Formen wird die Bezeichnung Hirnorganisches Psychosyndrom (HOPS) angeführt.

3.2 Symptomatik des Durchgangssyndroms

„Die Reduktion der kognitiven Fähigkeiten ist eine Leitsymptomatik." (Hege-Scheuing 1989: 443) Die bezeichneten Störungen zeichnen sich durch eine besondere Vielfalt in Erscheinungsweise und Verlauf aus und können nur wenige Stunden oder Tage andauern (vgl. Schwarzer/Trost 1999: 25). Häufig zeigt sich eine deutliche Verschlechterung des Zustandsbildes am Abend und in der Nacht, was zu der Bezeichnung „Sundowning-Phenomenon" geführt hat. Folgende Symptome werden häufig beobachtet:

- Bewusstseinsstörungen
- Desorientiertheit
- starke Verlangsamung
- beeinträchtigte Merkfähigkeit und Konzentration
- vegetative Entgleisung
- psycho-motorische Unruhe
- Halluzinationen und Wahnvorstellungen
- affektive Störungen wie Angst, Wut, Ärger
- mangelnde Antriebshemmung (Aggressivität, Distanzlosigkeit)

„Aber auch ein Patient, der apathisch und impulslos ist, kann im Durchgangssyndrom sein." (Bendix/Rutsch 1998: 162) Obwohl sich die Symptomatik zumeist relativ rasch entwickelt, so gibt es doch einige Auffälligkeiten, wie Aspontanität, Depression und isolierte Halluzinationen, die als Vorboten eines sich entwickelnden Durchgangssyndroms angesehen werden können.

Das Durchgangssyndrom und das Delir führen in voller Ausprägung oft zu einem teilweisen oder völligen Schwinden der Therapieeinsicht und Kooperation.

3.3. Ursachen für die Entstehung von Durchgangssyndromen

Aus medizinischen Studien geht hervor, dass es eine Vielzahl von Faktoren gibt, die die Entstehung von Durchgangssyndromen begünstigen und somit eine globale und eindeutige Ursachenfestlegung nicht möglich ist. Es wird davon ausgegangen, dass zum Krankheitsbild eines Patienten fast immer mehrere Aspekte beitragen und somit nur in Einzelfällen eine dezidierte Ursachenforschung betrieben werden kann (vgl. Hege-Scheuing 1989: 447).

Da in der vorliegenden Arbeit pflegerische Aspekte im Vordergrund stehen, werden die folgenden Ausführungen, die medizinische Ursachen betreffen, nur exemplarischen Charakter haben und somit nicht den Anspruch der Vollständigkeit erfüllen.

In Untersuchungen konnte nachgewiesen werden, dass bei 65% aller Patienten einer allgemein-chirurgischen Intensivstation Beeinträchtigungen der Bewusstseinslage auftraten (vgl. Depenbusch 1996: 177). Bei folgenden Faktoren kann von einer gesicherten Ursächlichkeit ausgegangen werden:

- Hirnerkrankungen (Entzündungen, Traumen, Zirkulationsstörungen, Tumore)
- Allgemeinerkrankungen (Herz-Kreislauferkrankungen, Leber- und Nereninsuffizienz, Infektionen, Stoffwechselerkrankungen, Wasser- und Elektrolytentgleisungen, pulmonale Erkrankungen, Endokrinopathien, Neoplasien, neurologische und psychiatrische Erkrankungen, Intoxikationen)
- operationsspezifische Faktoren (bestimmte chirurgische Eingriffe, insbesondere kardiochirurgische Eingriffe mit Einsatz der Herz-Lungenmaschine, intraoperative Blutdruckabfälle und Hypovolämien, Hypothermien, Massentransfusionen insbesondere der Blutgruppe 0, Notfall- und Revisionsoperationen, Operationsdauer)
- Medikamentengabe (Pharmaka mit zentralanticholinerger Nebenwirkung, Opiate und ihre Abkömmlinge, Neuroleptika, Antidepressiva)
- höheres Lebensalter
- situationsspezifische Faktoren (psychische Verarbeitungsprozesse)

Dem letzten Punkt wird in der Fachliteratur ein sehr unterschiedlicher Stellenwert eingeräumt. Während intensivmedizinisch orientierte Autoren hier von einem überwiegend spekulativen Charakter ausgehen (vgl. Hege-Scheuing 1989: 448), heben Psychologen und Pflegetheoretiker die Bedeutung von psychischen Aspekten hervor. Da sich diese Faktoren im unmittelbaren Arbeitsfeld des Pflegepersonals befinden und somit auch ihrer Beeinflussung unterliegen könnten, soll ihnen in Kapitel 5 eine besondere Erwähnung zukommen.

3.4 Therapie des Durchgangssyndroms

Als erster therapeutischer Ansatzpunkt ist die Vermeidung von ursächlichen Faktoren zu nennen, wie beispielsweise die Beseitigung eines Volumenmangels, einer Hypoxie oder Sepsis. Ein zweiter therapeutischer Ansatz beinhaltet symptomatische nicht-medikamentöse Maßnahmen. Sie entstammen überwiegend psychiatrischen Arbeitskonzepten, sind zeit – und personalaufwendig und somit für die derzeitige intensivmedizinische Alltagspraxis nur bedingt verwendbar (vgl. Hege-Scheuing 1989: 449). Dennoch sollten die allgemeinen Prinzipien dieses Therapiekonzeptes in der Pflegeplanung einer Intensivtherapiestation Einzug halten. Zu den einzelnen Inhalten wird Kapitel 9 dieser Arbeit einen Beitrag leisten.

Der dritte therapeutische Ansatz beinhaltet symptomatische medikamentöse Maßnahmen. Zum Einsatz kommen hauptsächlich Neuroleptika, Tranquillanzien, Antidepressiva, Beta-Blocker, Clomethiazol und Clonidin bei Entzugsdelirien und Sucralfat zur Ulkusprophylaxe. Im Stationsalltag einer Intensivstation zeigt sich, dass diese Maßnahmen oft an erster Stelle stehen und hauptsächlich zur Verschleierung und Reduzierung der Symptomatik führen.

4. Intensivmedizin- und Pflege aus Patientensicht

4.1 Persönliche Situation

„Jede körperliche Erkrankung ist mit einer psychischen Irritation, wenn nicht mit einer psychischen Krise verbunden. Beim schwerstkranken Patienten der Intensivstation, dem seine vitale Bedrohung voll bewusst ist, ist die Besserung des körperlichen Zustandes keine Frage von Stunden oder Tagen, ja sogar die Möglichkeit der vollständigen Heilung bleibt oft fraglich. Die psychische Krise, die mit der körperlichen Hand in Hand geht, kann sich daher nicht lösen, im Gegenteil, sie bleibt massiv bestehen und vertieft sich." (Benzer 1993: 76) Der Aufenthalt auf einer operativen Intensivstation stellt für jeden Patienten eine außergewöhnliche Situation dar, die mit einer erhöhten Stressbelastung verbunden ist. In einer Untersuchung auf drei Intensivstationen verschiedener Krankenhäuser wurden die Patienten zu psychischen Belastungen befragt (vgl. Benzer 1993: 78). Auffällig ist die Aussage auf Rangplatz 5, in der die Patienten äußern, dass sie das Gefühl haben, sich seit ihrem Aufenthalt im Krankenhaus psychisch verändert zu haben. Dies belegt, dass es offensichtlich Faktoren gibt, die sich direkt auf die Psyche der Patienten auswirken.

4.2 Psychisch belastende Faktoren

Folgende von außen einwirkende Faktoren können benannt werden, die sich nachhaltig negativ auf die Psyche des Intensivpatienten auswirken:

- Störungen des Schlaf-wach-Rhythmus
- außergewöhnliche Lärmbelastung
- Abhängigkeit von Maschinen

- extreme Hilflosigkeit
- Besuchsrestriktion
- Kommunikationsverlust
- Belastende Umgebung
- Monotonie von optischen und akustischen Reizen
- Häufiger Wechsel von Pflegekräften und Ärzten und Anonymität
- laienhafte Vorstellungen über Intensivstationen durch Bekannte und Medien

4.3 Individuelle Wahrnehmung und Emotionen

Die vorangegangenen Ausführungen haben gezeigt, wie komplex die Reizmuster sind, die auf den Patienten einwirken. Berücksichtigt man nun, dass den genannten Faktoren ein individuell sehr unterschiedlicher Stellenwert eingeräumt werden kann, zeigt sich, dass bei den befragten Patienten über 50 Jahre der Punkt Lärmbelästigung den größten Störfaktor darstellt. Dieser Aspekt gewinnt dadurch an Bedeutung, dass die überwiegende Zahl der Intensivpatienten sich aus dieser Altersgruppe rekrutiert. Die Angst vor schmerzhaften medizinischen Maßnahmen wird, bezogen auf die Gesamtstichprobe, an zweiter Stelle genannt. Auch die häufige Unterbrechung des Schlafes, sei es durch Lärm oder medizinische und pflegerische Tätigkeiten werden als sehr belastend empfunden. Überhaupt scheint dem gestörten Schlaf, insbesondere dem REM -Schlaf bis zum vierten postoperativen Tag, eine besondere Bedeutung zuzukommen, die wissenschaftlich noch zu verifizieren sein wird. „Ein normaler Nachtschlaf markiert gegebenenfalls das Ende des Durchgangssyndroms." (Hege-Scheuing 1989: 449) Daher sind Klagen der Patienten über schlechten Schlaf immer ernst zu nehmen. Die Ungewissheit über den eigenen Krankheitsverlauf wird ebenfalls sehr häufig genannt. Berührungsängste mit dem unbekanntem Gebiet „Intensivstation", die meist schon im Vorfeld bestehen, tragen zusätzlich zur Verstärkung der Krise bei. Zusammenfassend kann man sagen, dass Angst bei Intensivpatienten aus allen Altersgruppierungen eine zentrale Emotion darstellt und somit auch für die Entstehung von Durchgangssyndromen von Bedeutung ist (vgl. Depenbusch 1996: 178).

„Immer dann, wenn ein Individuum annimmt, dass es die traumatischen Bedingungen seiner Umwelt nicht ändern, auf sie keinen Einfluss nehmen, sie also nicht kontrollieren kann, entsteht Furcht. Ist sich das Individuum der Unkontrollierbarkeit seiner

Umgebung sicher (was einen Lernprozess voraussetzt), wird die Furcht von Depression abgelöst." (Benzer 1993: 82)

5. Pflegerische Aspekte des Durchgangssyndroms
5.1 Zustandsbild und Verlauf eines akut verwirrten Patienten

Im Einzelfall zeigt sich, dass die Zustandsbilder und Verläufe von Patienten, die das Durchgangssyndrom durchlaufen, sehr unterschiedlich sind. Dieses trifft sowohl für den Grad der Ausprägung als auch für die Verlaufsdauer zu. Offensichtlich ist dies Ausdruck für die Beteiligung von individuellen Persönlichkeitsstrukturen und psychischer Konstitution. Zu Beginn der Symptomatik fallen die schon in dieser Arbeit erwähnten Vorboten auf, die sich in vereinzelt auftretenden Halluzinationen oder Desorientierungen bemerkbar machen. Aber auch depressive Verstimmungen, unruhige Phasen oder plötzlich auftretende aggressive Äußerungen sind Ausdruck für eine psychische Belastung und können den Anfang eines Durchgangssyndroms markieren. Da sich die Symptome meist am Abend und in der Nacht verstärken, werden diese ersten Auffälligkeiten zu Beginn von klaren Phasen unterbrochen, in denen der Patient sich seiner Verwirrungen, die meistens zeitlicher und örtlicher Art sind, voll bewusst ist. Oft wirkt sich dies verstärkt negativ auf die psychische Situation aus, weil der Patient diesen Zustand zunehmend als beunruhigend und bedrohlich empfindet. Im weiteren Verlauf verschwinden diese klaren Momente, und die Einsicht in kognitive Fehlleistungen kommt völlig zum Erliegen. Dabei hat es sich als wenig hilfreich erwiesen, dem Patienten zu widersprechen und ihn durch Korrekturen der Realität näher zu bringen. Diese Versuche sind zumeist von Aggression und Vertrauensverlust gefolgt. "Denn die Realität des Patienten ist für ihn genauso wahr, wie wir die unsere erleben."(Bendix/Rutsch 1998: 163)

Im voll ausgeprägten Zustandsbild zeigt sich die reduzierte kognitive Leistung sehr facettenreich. „Die Aufmerksamkeit ist stark herabgesetzt, Fragen werden nicht verstanden, adäquate Antworten sind nicht möglich. Der Patient reagiert weitschweifig oder zerfahren, sprunghaft im Denken, führt Selbstgespräche oder haftet an immer dem gleichen Gedanken. Mangelnde Orientierung wird ersetzt durch Spekulation und Phantasie."(Depenbusch 1996: 176) Diese Orientierungsstörungen führen nicht selten zu extremen Angstzuständen, in deren Folge sich die Patienten in Wahnideen hineinsteigern, die dann in Misstrauen, Feindseligkeit, Verfolgungsangst bis zur Todesangst gipfeln und von aggressivem, teilweise auch gewalttätigem Verhalten begleitet sind, bei denen auch sehr alte und schwerstkranke Patienten erstaunliche Kräfte entwickeln können.

5.2 Pflegerische Probleme mit akut verwirrten Patienten

Die Pflege und Überwachung von akut verwirrten und deliranten Patienten konfrontiert die betroffenen Pflegekräfte mit zahlreichen Problemen. Dabei steht die mangelnde Kooperationsbereitschaft und Therapieeinsicht im Mittelpunkt. Erschwerend für den Intensivbereich kommt hinzu, dass es dem Pflegepersonal obliegt, darauf zu achten, dass die Patienten sich keine lebenswichtigen Drainagen und venöse oder arterielle Zugänge entfernen. Oftmals bleibt zu diesem Zweck nur die medikamentöse Ruhigstellung oder die Fixierung des Patienten. Die Betreuung dieser Patienten wird von den meisten Pflegekräften als sehr belastend empfunden. Die sonst so wohl durchdachte und gutgemeinte Pflegeplanung gerät völlig durcheinander, wenn ein Patient den Sinn dieser Pflegehandlungen nicht mehr einsieht, sein Einverständnis verweigert und dadurch auf zum Teil auch wichtige Pflegemaßnahmen verzichtet werden muss. Ethische Probleme entstehen, wenn die Pflegekraft einzusehen hat, dass als letzte Möglichkeit die Fixierung des Patienten, sonst als Freiheitsberaubung strafrechtlich geahndet, angewendet werden muss, um den Patienten vor schwerem Schaden zu bewahren. Belastend wirkt sich auch die Angst vor eigener Versehrtheit durch Patientenangriffe aus, die im intensivmedizinischen Stationsalltag keine Seltenheit sind. Überstrapazierte Geduld führt nicht selten dazu, dass offene Aggression seitens der Patienten mit aggressivem Verhalten oder Äußerungen durch die Pflegekräfte erwidert wird, was dann unweigerlich eine Eskalation der Situation zur Folge hat. Viele Patienten reagieren sehr sensibel auch auf unterschwellige Aggression oder Ungeduld, und meist muss die Pflegekraft die Betreuung dieses Patienten an eine Kollegin oder Kollegen übertragen, was dann oft als Kapitulation vor der eigenen Berufskompetenz empfunden wird. Zusammenfassend kann geschlussfolgert werden, dass die Pflege von deliranten und akut verwirrten Patienten eine besondere Aufmerksamkeit, Geduld und ein verändertes Pflegeverständnis erfordert (vgl. Bendix/Rutsch 1998: 162).

5.3 Komplikationen von Durchgangssyndromen und Delirien

Plötzlich auftretende Situationen, wie im letzten Abschnitt beschrieben, die häufig in den ersten Tagen der postoperativen Phase auftreten, stellen nicht nur durch erhöhten Arbeitsaufwand und vermehrte Stressbelastung ein häufig lästiges medizinisches und pflegerisches Problem dar, vielmehr sind derartige psychische Auffälligkeiten ein nicht zu unterschätzender Risikofaktor für die Betroffenen (vgl. Hege-Scheuing 1989: 444). „Akute Verwirrungszustände sind mit einer erhöhten Morbidität, einer deutlichen Intensivierung der Pflege, längeren Krankenhausaufenthalten, häufigerer Unterbringung in Pflegeheimen und erhöhten Mortalitätsraten verbunden." (Fulmer/Walker 1994: 117) Durch die mangelnde Kooperationsbereitschaft und Therapieeinsicht wird der verwirrte Patient anfälliger für weitere postoperative Komplikationen, wie Pneumonien, Dekubitalgeschwüre, Thrombosen und Kontrakturen. Auch das Risiko der Selbstverletzung, welches durch Entfernen von wichtigen Drainagen, Gefäßzugängen und Kathetern oder durch Stürze nach unbeaufsichtigtem Verlassen des Bettes entstehen kann, ist nicht zu unterschätzen.

In hochpsychotischen Phasen, die von massiver Erregung und Wahnvorstellungen begleitet sind, findet durch Stress, vermehrte Muskel- und Atemarbeit ein gesteigerter Energieverbrauch statt, der schneller zu vegetativen Entgleisungen führen kann. Zuletzt sei erwähnt, dass in Einzelfällen auch die Gefahr des Übergangs zu chronischen hirnorganischen Syndromen besteht.

6. Erziehung und Krankenpflege
6.1 Definition von Erziehung im berufspädagogischen Kontext

Der Begriff der Erziehung wird in der Geisteswissenschaft auf sehr unterschiedliche Weise interpretiert. Die Vielfältigkeit der Blickwinkel, aus denen Soziologen, Psychologen und Pädagogen Erziehung definieren, soll nicht Gegenstand dieser Arbeit sein. Um einen pädagogischen Anspruch der Krankenpflege gegenüber dem Patienten abzuleiten, soll von folgender Definition ausgegangen werden : Erziehung in der Berufspädagogik versteht sich als bewusstes, zielgerichtetes Handeln aufgeforderter, sich verpflichtet oder berufen fühlender Personen, im Rahmen sozialer Interaktionsprozesse einen anderen Menschen auf seinem Weg zur Mündigkeit zu unterstützen (vgl. Horn: 1999). Denn nur ein mündiger Mensch ist fähig, die verschiedenen Lebenssituationen zu bewältigen, besonders auch körperliche und seelische Erkrankungen. Ein Mangel an Mündigkeit wird gerade in solchen extremen

Situationen deutlich und macht über die pflegerische Aufgabe hinaus oft eine soziale oder pädagogische Hilfe erforderlich (vgl. Wolf 1987: 25).

6.2 Gemeinsamkeiten von Erziehung und Krankenpflege

„Zwischen Erziehungs- und Pflegesituation besteht eine gewisse Ähnlichkeit. Sie zeigt sich in manchen Vergleichbarkeiten im Prozess der Genesung von Kranken und des Mündigwerdens von Heranwachsenden. Von besonderer Bedeutung sind dabei die personalen Beziehungen zwischen Pflegenden und Kranken sowie zwischen Erziehern und zu Erziehenden." (Wolf 1987: 13)

Folgende Auflistung soll zur Bestätigung dieser Aussage dienen:

- Erziehung und Krankenpflege haben einen gemeinsamen Gegenstand – den Menschen
- Erziehung und Krankenpflege gehen von einer (generellen) Erziehungsbeziehungsweise (zu bestimmenden) Hilfsbedürftigkeit des Menschen aus
- Erziehungs- und Pflegeprozesse sind zielgerichtete Prozesse
- Erziehungs- und Pflegeprozesse sind Prozesse sozialer Interaktion
- Erziehung und Krankenpflege haben gemeinsame Prozessphasen:
    a) die Phase der Einschätzung, der Verständigung über die Ausgangslage und anzustrebenden Ziele
    b) die Phase der Maßnahmenplanung
    c) die Phase der Durchführung
    d) die Phase der Evaluation
    (vgl. Horn Oktober 1999)

6.3 Potenzen von Erziehung in der Krankenpflege

Um erfolgreich im Sinne der Begriffsbestimmung von Seite 12 erzieherisch tätig zu sein, ist es erforderlich, einen engen Kontakt zu dem Personenkreis zu pflegen, an dem die pädagogischen Prozesse vollzogen werden sollen. Nur so ist eine einfühlsame, der Individualität verpflichtete Erziehung professionell durchführbar. „Weil Pflegekräfte den regelmäßigsten und direktesten Kontakt zu den betroffenen Menschen haben, bieten sich ihnen die besten Möglichkeiten, die kognitiven Funktionen ihrer Patientinnen und Patienten zu überwachen, psychosoziale Interventionen zu veranlassen und reversible Verwirrungszustände wirksam zu behandeln." (Fulmer/Walker 1994: 125). Dieser Vorteil gegenüber anderen

Berufsgruppen, wie beispielsweise der Ärzte, kann genutzt werden, um neben sachlicher Kompetenz eine Beziehung zum Patienten aufzubauen, die von gegenseitigem Vertrauen getragen, eine Basis schafft, um pädagogische Bemühungen erfolgreich zu gestalten.

6.4 Pädagogisches Arbeitsfeld des Pflegepersonals bezogen auf das Durchgangssyndrom

Im intensivmedizinischen Pflegealltag sind noch weitere pädagogische Ansätze von Bedeutung, die nicht auf den Patienten bezogen sind. Zunächst ist der Umgang mit Angehörigen von akut verwirrten Patienten zu nennen, die angesichts des plötzlichen Auftretens und der teilweise imponierenden Ausprägung sehr beunruhigt sind und nach Erklärungen verlangen. Hierbei ist es nicht nur wichtig, diesem Drang nach Information auf fachlich kompetente Art nachzukommen, sondern gleichzeitig und ebenso bedeutend ist es, den Angehörigen in einfühlsamer Weise zu begegnen, um in diesen teilweise sehr emotionalen Gesprächen eine beruhigende Wirkung zu erzielen.

Auch bei der Einarbeitung von neuen Mitarbeitern und insbesondere im Anleitungsprozess von Auszubildenden der Krankenpflege, die dem Phänomen Durchgangssyndrom oft hilflos gegenüberstehen, ist das Wissen um die pädagogische Bedeutung von Wichtigkeit. Hier kommt zu der schon erwähnten fachlichen Kompetenz und der Einfühlsamkeit noch der Aspekt der Vorbildfunktion im direkten Umgang mit dem verwirrten Patienten hinzu.

6.5 Legitimation eines Erziehungsanspruchs

Die letzten Abschnitte haben Klärung darüber verschafft, inwieweit Erziehung und Krankenpflege miteinander in Beziehung stehen, welche situationsgebundenen und sachbezogenen Möglichkeiten sich für das Pflegepersonal im Hinblick auf Erziehung ergeben und welche Voraussetzungen gegeben sein müssen. Wenn man davon ausgeht, dass diese genannten Aspekte einen erzieherischen Anspruch der Krankenpflege gegenüber dem Patienten darstellen, muss man daraus konsequenterweise nicht nur einen legitimierenden, sondern auch einen verpflichtenden Anspruch ableiten. Denn alle Möglichkeiten, die sich der Krankenpflege bieten, um den Genesungsprozess des Patienten zu fördern, sollten im Sinne eines professionellen Pflegeverständnisses genutzt werden.

6.6 Autonomie von Pflege

Wenn sich Pflegekräfte ihrer pädagogischen Aufgabe bewusst werden, ist es unerlässlich, einem verstärkten Autonomiestreben nachzukommen. Dies ist deswegen wichtig, damit die nötigen Freiräume geschafft werden können, die in derzeitigen Stellenplanungen und Arbeitszeitermittlungen keine Beachtung finden, um ihre Arbeitsabläufe in pädagogischer Hinsicht gestalten zu können. Autonomie von Pflege heißt:

- „den pflegerischen Aufgabenkreis als gleichgewichtig gegenüber dem ärztlichen Aufgabenkreis zu verstehen und zu verwirklichen
- den pflegerischen Standpunkt im Widerspruchsfall als gleichgewichtig gegenüber dem ärztlichen Standpunkt abgrenzen und behaupten zu können
- die pflegerische Zuwendung zum Menschen nicht nur als Assistenz zur ärztlichen Zuwendung zu verstehen und zu vollziehen, sondern als eigenständige, konsequente und unabdingbare Arbeit zu erleben und zu gestalten" (Söntgerath 1981: 18)

7. Pflegepädagogische Maßnahmen zur Prävention und Therapie des Durchgangssyndroms

7.1 Allgemeines

Um einem drohenden Durchgangssyndrom wirksam zu begegnen, ist es wichtig, ursächliche Faktoren auszuschließen, soweit dies möglich ist. Zunächst ist darauf zu achten, dass dem Patienten ungestörte Nachtruhe durch Abschalten von Lärmquellen und weitestgehendes Verzichten auf Überwachungsmaßnahmen, wie Blutdruckmessungen und Blutentnahmen, ermöglicht wird. Des weiteren müssen vorbeugende Maßnahmen gegen die Monotonie der Reizstimuli ergriffen werden, indem vielfältige und auf die individuellen Wünsche bezogene Alternativen angeboten werden sollten, wie beispielsweise freie Blicke aus dem Fenster oder Uhren und Kalender im Sichtfeld des Patienten. Auch Tageszeitungen, Radio oder gezielte Fernsehsendungen können wertvolle Orientierungshilfen bieten. Um keine Anonymität von Pflegepersonal und Ärzten aufkommen zu lassen, ist es wichtig, dem Patienten immer mitzuteilen, mit wem er es zu tun hat. Das Tragen von gut leserlichen Namensschildern hat sich als nützlich erwiesen. Bei der Kommunikation ist darauf zu achten, dass sie einfühlsam gestaltet wird. Erklärungen sind gegebenenfalls zu wiederholen, um Missverständnissen vorzubeugen. Durch großzügige Besuchszeitenregelung wird dem Patienten die Möglichkeit gegeben, den Kontakt zu vertrauten Personen zu pflegen. Bei der Raumbelegung ist darauf zu achten, dass die Patienten möglichst nicht durch die Schicksale anderer Patienten zusätzlich belastet werden. Zu empfehlen ist auch eine Kontaktaufnahme des Pflegepersonals zu den Patienten vor der Aufnahme auf die Intensivstation. Diese kann auf der peripheren Station vor großen geplanten Operationen erfolgen und dient so schon im Vorfeld dem Angstabbau. Ganz allgemein ist es wünschenswert, wenn Pflegekräfte und auch Ärzte sensibel werden gegenüber den seelisch-körperlichen Qualen, die der Patient aushalten muss. „Über allen medizinischen Notwendigkeiten dürfen die Ansprüche der menschlichen Seele und die menschliche Würde nicht vergessen werden! Die Kunst der Pflege sollte nicht zu reiner Pflegetechnik degenerieren, das Wachen neben einem Schwerkranken nicht nur dem Monitor überlassen werden." (Benzer 1993: 82)

7.2 Pflegerische Diagnose

Der schon erwähnte intensive Kontakt zu den Patienten ermöglicht es den Pflegekräften, frühzeitig Verwirrungszustände zu erkennen und entsprechend zu reagieren. Um eine rechtzeitige Intervention zu veranlassen, müssen schon die Vorboten eines Durchgangssyndroms erkannt und ernst genommen werden. „Weil die Folgen akuter Verwirrungszustände oft so gravierend sind, kommt ihrer Diagnose auch bei lebensbedrohlich erkrankten alten Menschen eine zentrale Bedeutung zu." (Fulmer/Walker 1994: 117) Zur kontinuierlichen Beurteilung des mentalen Zustandes bieten sich Fragebögen an, die in intermittierenden Zeitabständen vom Pflegepersonal mit dem Patienten bearbeitet werden und so aktuelle Daten für die Diagnose liefern.

7.3 Basale Stimulation als Präventivmaßnahme und Therapie

„Ein Patient, der druckentlastend gelagert wird, verliert innerhalb weniger Tage sein Gefühl für Körpergrenzen." (Bendix/Rutsch 1998: 164) Deshalb ist es notwendig, gezielte Maßnahmen zu ergreifen, um dem aktivitätsgestörten Patienten durch angemessene Stimulationen seine Körpergrenzen wieder bewusst zu machen und somit auch Desorientierungs- und Verwirrtheitszuständen vorzubeugen, beziehungsweise sie zu therapieren. Ziel ist es, jeden Reiz bewusst, eindeutig, orientierend und möglichst positiv zu gestalten (vgl. Depenbusch 1996: 179). Die Berührung des Patienten kann eine wertvolle Hilfe zur Kommunikation darstellen.

Allerdings stößt dieses Mittel dort an seine Grenzen, wo der Patient dem Pflegenden mit offener Aggression begegnet. Hier ist es nicht ratsam, den Patienten mit Nähe beruhigen zu wollen (vgl. Bendix/Rutsch 1998: 164).

7.4 Die klientenzentrierte Gesprächsführung

Sind alle präventiven Maßnahmen ohne Erfolg geblieben, oder wird ein bereits verwirrter Patient stationär aufgenommen und es kommt zur vollen Ausprägung eines Durchgangssyndroms, ist nicht nur die Umsetzung einer regulären Pflege- und Therapieplanung gefährdet, auch die Kommunikation mit akut verwirrten Patienten gestaltet sich oft schwierig. So stoßen Pflegekräfte bei Versuchen, entrückte Realitäten zu korrigieren, auf massives Unverständnis seitens der Patienten. Eine Zunahme von Verwirrung, Aggression und ein kommunikationsstörender Vertrauensverlust ist nicht selten die Folge.

Somit ist die Notwendigkeit gegeben, nach einer Kommunikationsmethode zu suchen, die es Pflegekräften und Ärzten ermöglicht ihre Maßnahmen am Patienten zu verrichten, ohne auf Widerstand zu stoßen und gleichzeitig ein produktives Vertrauensverhältnis aufrecht erhält. Die Prinzipien der klientenzentrierten Gesprächstherapie nach Carl Rogers liefern einen wertvollen Beitrag zur Umsetzung dieser Ziele. Rogers fordert emotionale Wärme, Wertschätzung und Empathie, einfühlsames Verstehen, sowie Kongruenz und Echtheit (vgl. Depenbusch 1996: 180). Der entscheidende Vorteil dieser Kommunikationsform liegt darin, dass dem Patienten nicht widersprochen, sondern seine Sichtweise der Realität voll akzeptiert wird. Rogers vermeidet den Begriff Patient und ersetzt ihn durch den Begriff Klient. In diesem Sinne ist ein Klient jemand, der aktiv und freiwillig Hilfe in Bezug auf ein Problem sucht, aber nicht die Absicht hat, seine Verantwortlichkeit für die Situation aufzugeben. „Im Laufe der Zeit haben wir wachsenden Nachdruck auf die ‚Klient-Bezogenheit‘ der Beziehung gelegt, weil die Beziehung um so wirkungsvoller ist, je vollständiger sich der Berater darauf konzentriert zu versuchen, den Klienten so zu verstehen, wie der Klient sich selbst erscheint." (Rogers 1991: 43)

Die klientenzentrierte Gesprächstherapie ist nicht primär für akut verwirrte Patienten auf Intensivstationen entwickelt worden, dennoch erscheinen grundsätzliche Prämissen und Ziele übertragbar, weil in der Beziehung zwischen Klient und Berater jede Art von Druck fehlt und nur Probleme und Elemente Gegenstand der Diskussion sind, die der Klient selbst wählt und nicht als bedrohlich empfindet (vgl. Rogers 1991:

214). Der Erfolg dieser Kommunikationsform liegt darin begründet, dass eine produktive Vertrauensbasis aufgebaut wird oder bestehen bleibt, weil der Patient durch den Kommunikationspartner erfährt, dass er verstanden und ernst genommen wird. „In der emotionellen Wärme der Beziehung mit dem Therapeuten erfährt der Klient ein Gefühl der Sicherheit, wenn er merkt, dass jede von ihm ausgedrückte Einstellung fast auf die gleiche Weise verstanden wird, wie er sie wahrnimmt und gleichzeitig akzeptiert wird." (Rogers 1991: 52)

7.5 Validation im Umgang mit akut verwirrten Patienten

Bei der Validation handelt es sich um eine Kommunikationsform und Therapie, die entwickelt wurde, um mit chronisch verwirrten Menschen in Verbindung zu treten und zu bleiben (vgl. Feil 2000: 42). Der Begriff Validation bedeutet Gültigkeitserklärung. Damit ist das Zulassen und Wertschätzen der Gefühle von verwirrten Menschen gemeint, die sich in ihre eigene Realität aus der trostlosen Gegenwart, in der sie sich nicht mehr zurechtfinden, zurückgezogen haben. „Validation schließt Analysen, Korrekturen und Urteile aus" (Depenbusch 1996: 180). Aus diesen Grundsätzen lässt sich auch die Anwendbarkeit auf akut verwirrte Patienten ableiten. Naomi Feil, die Begründerin der Validation, geht davon aus, dass in dem Maß, in dem das Vertrauen zwischen den Klienten und den validierenden Personen wächst, das Angstgefühl nachlässt und auch die Notwendigkeit, die Klienten festzubinden (vgl. Feil 2000: 42/43). Diese Aussage bezieht sich auf das Fixieren von verwirrten Patienten, um zu verhindern, dass sie sich selbst oder Anderen Schaden zufügen und stellt deshalb einen direkten Bezug zu akut verwirrten Patienten im Intensivbereich dar. Ähnlich wie die klientenzentrierte Gesprächstherapie, arbeitet auch die Validation ohne Zwang und steht dem Klienten mit einem hohen Maß an Verständnis und Akzeptanz gegenüber. „Sehr alte Leute kann man nicht zwingen, ihr Verhalten zu ändern, Verhalten kann nur dann verändert werden, wenn die betreffende Person es will." (Feil 2000: 54)

8. Zusammenfassung, abschließende Wertung und Ausblick auf weiterführende Fragestellungen

8.1 Zusammenfassung

In der vorliegenden Arbeit wurde der Frage nachgegangen, inwieweit es Pflegekräften möglich ist, positiv auf die Verhütung und Therapie von Durchgangssyndromen und Delirien im operativen Intensivbereich Einfluss zu nehmen. Dabei wurde herausgestrichen, dass insbesondere Pflegemaßnahmen, die dem Fachbereich der Pflegepädagogik zuzuordnen sind, eine besondere Bedeutung bei der Prophylaxe und Intervention zukommt. Darüber hinaus wurden Möglichkeiten genannt, die den Umgang mit akut verwirrten Patienten erleichtern und eine Basis zur produktiven Pflegeplanung und -Gestaltung darstellen. Die in Abschnitt 8 genannten Maßnahmen haben operationalen Charakter und sind als Instrumente anzusehen, denen sich der erfahrene und professionell arbeitende Pflegepädagoge bedienen kann, um seine erzieherischen Intentionen wirksam umsetzen zu können. Kapitel 7 hat herausgestrichen, dass Erziehung und Krankenpflege in Bezug auf Gegenstand und Ziele Gemeinsamkeiten haben und sich Möglichkeiten und Notwendigkeiten erzieherischen Handelns aus der Krankenpflege ableiten lassen.

8.2 Abschließende Wertung

Die schwerwiegenden Folgen und die Komplikationsbreite von akuten Verwirrungszuständen auf Intensivstationen machen es erforderlich, sich um präventive und therapeutische Maßnahmen zu bemühen. Dem Pflegepersonal kommt aufgrund des pädagogischen Charakters ihres Arbeitsspektrums eine besondere Bedeutung dabei zu. Um dem erzieherischen Anspruch adäquat nachzukommen, müssen Freiräume dafür geschaffen werden, die sicherlich auch mit einem forcierten Autonomiestreben verbunden sind. Die Wirksamkeit der in Abschnitt 8 genannten Methoden leitet sich aus den Erfahrungen der jeweiligen Disziplinen ab. Die Anwendbarkeit und Übertragung auf akut verwirrte Patienten im Intensivbereich ist begrenzt. Im Einzelfall hat die erfahrene Pflegekraft zu entscheiden, welche Maßnahme der Situation und dem Patienten angemessen ist. Die Fixierung eines Patienten sollte nur als ultima ratio angewendet werden.

„Ohne das Verständnis pädagogischer Faktoren und Bedingungen wird eine wirksame Hilfe im Umgang mit kranken Menschen oft erschwert oder ausgeschlossen; denn der

Heilungsprozess ist nicht als rein biologischer, sondern als ein den ganzen Menschen betreffender Vorgang aufzufassen."

(Wolf 1987: 5)

8.3 Ausblick auf weiterführende Fragestellungen

Um Phänomene, wie dem Durchgangssyndrom, wirksam begegnen zu können, kommt der Verifizierung und Falsifizierung von auslösenden Ursachen eine entscheidende Bedeutung zu. Es wird erwartet, dass insbesondere durch die Entwicklung von neuen Diagnose- und Therapiemethoden die Zahl der ursächlichen Faktoren steigen wird. Darüber hinaus muss der Frage nachgegangen werden, wie den Pflegekräften das nötige Fachwissen für ihre pädagogische Tätigkeit zu vermitteln ist. Fachspezifische Weiterbildungen, wie die der Anästhesie und Intensivmedizin und klinikinterne Fortbildungen und Seminare können hierfür einen geeigneten Rahmen bieten. Nicht zuletzt muss in wissenschaftlichen Studien der praktische Beweis erbracht werden, dass den angewendeten Methoden eine präventive und therapeutische Wirksamkeit tatsächlich zukommt.

9. Literatur- und Quellenverzeichnis

- Bendix, W. (1998): „Pflege und Begleitung eines Patienten im Durchgangssyndrom" In: Intensiv, Heft 6, S. 162-165

- Benzer, H./Burchardi, H./Larsen, R./Suter, M. (Hrsg.) (1993): Intensivmedizin. 6. Aufl. , Berlin: Springer

- Depenbusch, G. (1996): „Pflege und Begleitung des verwirrten Patienten" In: Intensiv, Heft 4, S. 176-182

- Feil, N. (2000): Validation in Anwendung und Beispielen. 2. Aufl., München: E. Reinhardt

- Fulmer, T.T./Walker, M.K. (1994): Intensivpflege älterer Menschen.   1. Aufl., Bern: Huber

- Hege-Scheuing , G. (1989): „Postoperatives Durchgangssyndrom und Delir" In: Anästhesist, Heft 38: S. 443-451

- Hewer, W. (1999): „Ätiologie und Differenzierung psychischer Störungen bei Intensivpatienten unter besonderer Berücksichtigung des Durchgangssyndroms" In: Plexus, Heft 1, S. 30/31

- Horn, Dr. H. (1999): Vorlesungsreihe zur Berufspädagogik an der Martin-Luther-Universität Halle-Wittenberg im Studiengang Medizinpädagogik

- Lawin, P. (1994): Praxis der Intensivbehandlung. 6. Aufl., Stuttgart: Georg Thieme

- Rogers, C.R. (1991): Die klientenzentrierte Gesprächstherapie. Frankfurt am Main: Fischer

- Söntgerath, A.M. (1981): Pädagogische Probleme der Krankenpflege. 2. Aufl., Stuttgart; Berlin; Köln; Mainz: Kohlhammer

- Wolf, A. (1987): Pädagogik für Krankenpflegeberufe. 2. Aufl., Stuttgart: Georg Thieme

Danksagung

Mein besonderer Dank gilt zunächst Frau Dr. Helga Horn († 2020), die mich zu dieser Arbeit mit ihren Vorlesungen und Seminaren zur Berufspädagogik inspirierte und auf kompetenteste Art während meines gesamten Studiums begleitete. Mein Dank gilt in diesem Zusammenhang aber auch meiner Mutter, Lydia Riesen († 2020), und meinem Vater, Rolf Riesen, die mir mit ihrer liebevollen Art wertvolle Tipps zur Gestaltung dieser Arbeit gaben.

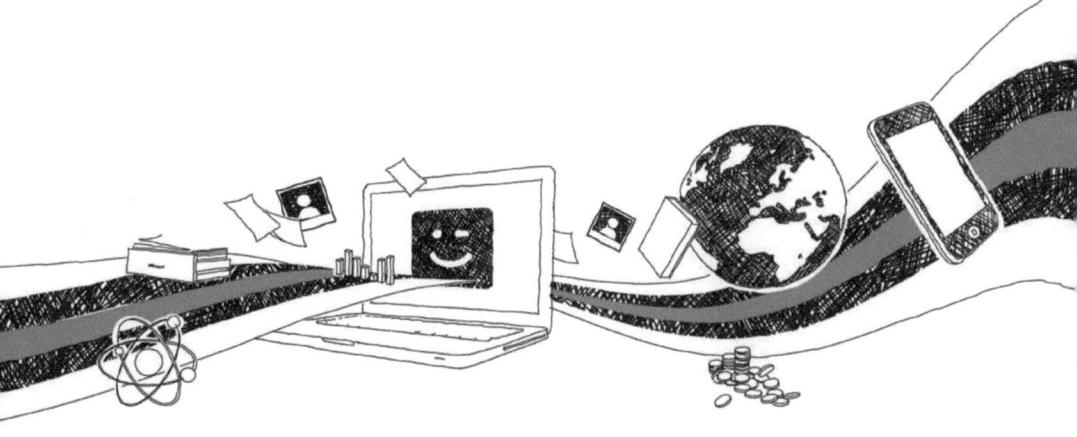
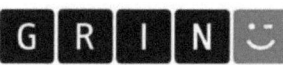